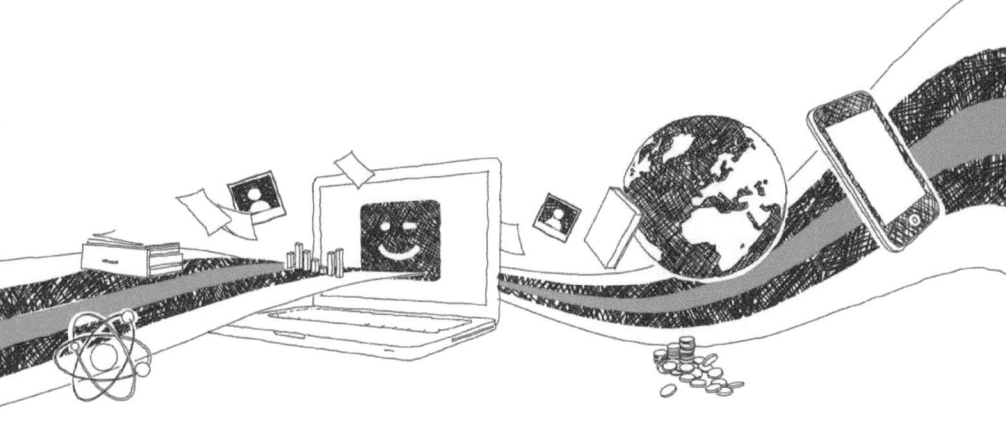
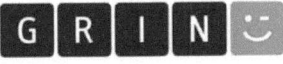

Bibliografische Information der Deutschen Nationalbibliothek:

Die Deutsche Bibliothek verzeichnet diese Publikation in der Deutschen National-
bibliografie; detaillierte bibliografische Daten sind im Internet über http://dnb.d-
nb.de/ abrufbar.

Impressum:

Copyright © 2016 GRIN Verlag, Open Publishing GmbH
Druck und Bindung: Books on Demand GmbH, Norderstedt Germany
ISBN: 9783668429734

Dieses Buch bei GRIN:

http://www.grin.com/de/e-book/356543/praxisbericht-ergotherapie-aus-dem-fach-
bereich-arbeitstherapie

Stefan Wolff

Praxisbericht Ergotherapie aus dem Fachbereich Arbeitstherapie

GRIN Verlag

GRIN - Your knowledge has value

Der GRIN Verlag publiziert seit 1998 wissenschaftliche Arbeiten von Studenten, Hochschullehrern und anderen Akademikern als eBook und gedrucktes Buch. Die Verlagswebsite www.grin.com ist die ideale Plattform zur Veröffentlichung von Hausarbeiten, Abschlussarbeiten, wissenschaftlichen Aufsätzen, Dissertationen und Fachbüchern.

Besuchen Sie uns im Internet:

http://www.grin.com/

http://www.facebook.com/grincom

http://www.twitter.com/grin_com

Schriftlicher Bericht
im Fachbereich Arbeitstherapie

Große Sichtstunde

Inhaltsverzeichnis

1. Beschreibung des Krankheitsbildes...1

1.1 Krankheitsbild... 1

1.2 Definition frühkindlicher Hirnschaden.................................... 1

1.3 Definition Haltungsschäden der Wirbelsäule............................ 1

    1.3.1 Ursachen...2

    1.3.2 Epidemiologie...2

    1.3.3 Risikofaktoren.. 2

    1.3.4 Mögliche Symptome auf Ebene der Körperfunktionen (ICF)............... 3

    1.3.5 Erwartende Auswirkungen der Erkrankung auf Ebene von Aktivitäten....3

    1.3.6 Therapeutische Möglichkeiten.....................................3

1.4 Definition Psychose..3

    1.4.1 Ursachen...4

    1.4.2 Epidemiologie...4

    1.4.3 Risikofaktoren.. 4

    1.4.4 Mögliche Symptome auf Ebene der Körperfunktionen (ICF)............... 4

    1.4.5 Erwartende Auswirkungen der Erkrankung auf Ebene von Aktivitäten....5

    1.4.6 Therapeutische Möglichkeiten.....................................5

2. Daten des Klienten... 6

3. Ergotherapeutischer Befund 8

3.1 Ersteindruck...8

3.2 Äußeres Erscheinungsbild..8

3.3 Personenbezogene Faktoren.. 8

3.4 Volition (Betätigungsmotivation)..8

    3.4.1 Selbstbild.. 8

    3.4.2 Werte... 10

3.5 Habituation (Betätigungsstruktur)..11

3.5.1 Gewohnheiten.. 11

3.5.2 Rollen.. 12

3.6 Performanzvermögen (Betätigungsfertigkeiten)............................. 12

3.6.1 Motorisch.. 12

3.6.2 Prozessbezogen... 13

3.6.3 Interaktionell... 15

3.7 Umwelt... 16

3.8 Evaluation des bisherigen Behandlungsverlaufes............................. 16

4. Ergotherapeutische Problemstellung..................................... **18**

5. Ergotherapeutische Zielsetzung... **22**

6. Planung der Sichtstunde.. **22**

6.1 Zielsetzung für die Sichtstunde.. 22

6.2 Auswahl Aktivität / Betätigung und Art der ET-Intervention................. 22

6.3 Zeitliche / Inhaltliche Planung / Therapeutisches Verhalten................ 23

6.4 Sozialform / Methode / Medium.. 24

6.5 Material / Werkzeug / Hilfsmittel.. 24

6.6 Arbeitsplatzgestaltung... 24

7. Vorschläge für weiteres ergotherapeutisches Vorgehen................... **25**

Anhang I (Tabelle: Ergotherapeutische Zielsetzung).............................. 26

Anhang II (Skizze Arbeitsplatz).. 27

Anhang III (Literaturverzeichnis).. 28

1. Beschreibung des Krankheitsbildes

1.1 Krankheitsbild

Laut Akte erlitt Frau W. bei der Geburt einen Sauerstoffmangel (frühkindlicher Hirnschaden), der sich heute durch eine Minderbegabung äußert. Des Weiteren leidet sie an Haltungsschäden der Wirbelsäule und an einer allergischen Nasenschleimhautreaktion. Zahlreiche Allergien gegen verschiedenen Pollen sind bei Frau W. diagnostiziert. 2003 ist bei Frau W. eine Psychose aufgetreten, die mit Neuroleptika behandelt wurde.

Aufgrund meiner Sichtstunde und deren Zielsetzung (rückengerechtes Verhalten) habe ich mich entschieden, auf die Hauptdiagnose nur kurz einzugehen und den Focus auf die Erläuterung der Nebendiagnose zu legen.

1.2 Definition frühkindlicher Hirnschaden

Unter dem Begriff frühkindlicher Hirnschaden werden unterschiedliche Schädigungen des Gehirns zusammengefasst. Eine frühkindliche Hirnschädigung kann perinatal also während der Geburt, aber auch pränatal vor der Geburt meist ab dem 6. Schwangerschaftsmonat entstehen.[1] Nicht selten ist es der Fall, dass sich eine frühkindliche Hirnschädigung auch postnatal also nach der Geburt aufgrund einer schweren Erkrankung entwickelt. Ein frühkindlicher Hirnschaden ebenfalls vererbt werden. In diesem Fall liegt meist eine chronische Erkrankung wie beispielsweise eine Infektionskrankheit der Mutter vor.[2] Allgemein ist festzuhalten, dass ein frühkindlicher Hirnschaden großen Einfluss auf die weitere Entwicklung des Kindes nimmt.

1.3 Definition Haltungsschäden der Wirbelsäule

Unter Haltungsschäden der Wirbelsäule versteht man eine abweichende Haltung der Wirbelsäule von der Normhaltung. Eine gesunde Wirbelsäule weist eine Doppel S Form auf, wodurch sie beweglicher ist und Belastungen besser ausgleichen kann. In der Medizin werden nachfolgende Haltungsschäden unterschieden.[3]

Rundrücken:

Unter einem Rundrücken versteht man die extreme Krümmung der Wirbelsäule im Brustbereich (Brustkyphose). Kopf und Schultern sind dabei nach vorne gebeugt.[4]

---

[1] Vgl. Huber. 2005, S. 136
[2] Vgl. Hartmann et al., 2005, S. 180
[3] Vgl. Techniker Krankenkasse (Internet), 2016.
[4] Vgl. Techniker Krankenkasse (Internet), 2016.

Skoliose:

Die seitliche Krümmung der Wirbelsäule wird Skoliose genannt. Schaut man auf den Rücken, ist ein seitlich verschobener Wirbelverlauf gut zu erkennen. Einzelne Wirbelkörper können sich dabei in ihrer Achse drehen und an der Brustwirbelsäule zu einem Rippenbuckel führen. [5]

Hohlkreuz:

Als Hohlkreuz wird die verstärkte, einwärts gerichtete Krümmung der Wirbelsäule am unteren Rücken bezeichnet (Lordose). [6]

1.3.1 Ursachen

Verschiedene Erkrankungen wie z.b. der Morbus Scheuermann (genetisch bedingte Stoffwechselstörung in Verbindung mit Fehlbelastungen), Verletzungen oder angeborene Knochenfehlbildungen können zu Haltungsschäden der Wirbelsäule führen. Etwa kann ein Beckenschiefstand aufgrund verschiedener Beinlängen die Wirbelsäule dazu veranlassen, diesen Schiefstand auszugleichen. Auch längerfristige emotionale Belastungen können zu Fehlhaltungen der Wirbelsäule führen, die sich dann in Haltungsschäden manifestieren. [7]

1.3.2 Epidemiologie

Die Anzahl der Menschen die unter Rückenproblemen bzw. Haltungsschäden leiden, steigt kontinuierlich. Rund 80% der Deutschen haben in ihrem Leben schon einmal Rückenschmerzen aufgrund von Haltungsschäden gehabt. Immer mehr Kinder und Jugendliche (ca. 30%) leiden unter Rückenschmerzen aufgrund von Haltungsschäden. [8]

1.3.3 Risikofaktoren

Risikofaktoren für Haltungsschäden sind häufige Fehlbelastung der Wirbelsäule beispielsweise durch einseitige Belastungen im Alltag wie ständiges Sitzen. Auch Fehlbelastungen durch nicht rückengerechtes Heben und Tragen können zu Haltungsschäden führen. Aber auch Bewegungsmangel und eine daraus resultierende abgeschwächte Muskulatur kann zur Veränderungen der Wirbelsäule führen. Übergewicht ist ein weiterer wichtiger Punkt der als Risikofaktor genannt werden muss. [9]

---

[5] Vgl. Techniker Krankenkasse (Internet), 2016.
[6] Vgl. Techniker Krankenkasse (Internet), 2016.
[7] Vgl. Wegner, Aguilar. 2002. S. 87 ff.
[8] Vgl. BVMW Bundesverband mittelständische Wirtschaft (Internet), 2016.
[9] Vgl. Ellegast et al., 2013, S. 256

1.3.4 Mögliche Symptome auf Ebene der Körperfunktionen (ICF)

Symptome von Haltungsschäden sind meist Rückenschmerzen, Muskelverspannungen, Hüftschmerzen, Knieschmerzen und Fußschmerzen aufgrund der Fehlhaltung und einer einseitigen Belastung der Wirbelsäule.

1.3.5 Erwartende Auswirkungen der Erkrankung auf Ebene von Aktivitäten

Aufgrund der Rückenschmerzen durch einen Haltungsschaden können zahlreiche Betätigungen beeinträchtigt sein. Vielen Menschen mit Haltungsschäden fällt das Heben und Tragen von Gegenständen schwer, da sie diese Betätigung nicht Rückengerecht ausführen. Im Berufsleben führen sitzende Bürotätigkeiten durch die einseitige Belastung zu Rückenschmerzen. Auch Haushaltsarbeiten wie Bügeln oder Gartenarbeit, wird aufgrund von Rückenschmerzen meist gemieden. Im Allgemeinen steht für viele Klienten mit Haltungsschäden immer die Angst vor neuen Rückenschmerzen durch Belastung im Vordergrund. Aufgrund dessen werden viele Bewegungen im Alltag vermieden und Betätigungen reduziert.

1.3.6 Therapeutische Möglichkeiten

Je nach Ursache von Haltungsschäden zählen zu den allgemein medizinischen Maßnahmen etwa Krankengymnastik oder Muskeltraining. Dehnübungen können dazu beitragen, verspannte Körperpartien zu lockern, die Haltungsschäden begünstigen. Klienten mit Haltungsschäden wird geraten, Fehlhaltungen durch richtiges Sitzen bzw. Tragen zu vermeiden. In sehr schweren Fällen wird dem Klienten eine Operation empfohlen oder ein stützendes Korsett verschrieben, mit dem Ziel Haltungsschäden auszugleichen.[10]

1.4 Definition Psychose

Psychotisch zu werden, bedeutet vorübergehend aus der Realität auszusteigen sie verändert wahrzunehmen und dieses zu verarbeiten. Dieser Ausstieg aus der Realität kann ein Schutzmechanismus sein, weil die Realität zu schmerzhaft ist. Unterschieden wird hauptsächlich zwischen Veränderung der Sinneswahrnehmung (schizophrene Psychose) oder eine Veränderung der Stimmung und des Antriebs (affektive Psychose).[11]

---

[10] Vgl. Techniker Krankenkasse (Internet), 2016.
[11] Vgl. Schnura. 2007, S. 5 f.

1.4.1 Ursachen

Ursachen von Psychosen sind meist multifaktoriell. Es wird davon ausgegangen, dass verschiedene biologische und psychosoziale Faktoren die Entstehung einer Psychose begünstigen.

Psychosoziale Ursachen:

z.B. Stresssituationen wie eine Trennung, Verlust oder Todesfall eines Menschen, Schwangerschaft.

Biologische Ursachen:

z.B. Stoffwechselstörung von sog. Neurotransmittern (Botenstoffen). [12]

1.4.2 Epidemiologie

Psychosen sind relativ häufige Erkrankungen, etwa 1% bis 2% der Gesamtbevölkerung erkrankt einmal im Leben daran. Festzuhalten ist, dass gerade in niedriger sozialen Schichten Psychosen gehäuft auftreten. [13]

1.4.3 Risikofaktoren

Studien belegen, dass gerade ein schlecht ausgerichtetes soziales Netzwerk ein erheblicher Risikofaktor für die Entstehung einer Psychose ist. Im Allgemeinen kann gesagt werden, dass Familien mit einem großen Stresslevel die Entstehung einer Psychose begünstigen, unabhängig in welcher sozialen Schicht sich diese Familien befinden. Auch sogenannte „Live Events" wie z.B. der Tod eines Menschen kann ein Risikofaktor für eine Psychose sein. [14]

1.4.4 Mögliche Symptome auf Ebene der Körperfunktionen (ICF)

Symptome einer Psychose werden in folgende Kategorien eingeteilt:

Positive Symptome:

z.B. Dinge hören, sehen, fühlen, schmecken oder reichen die nicht wirklich existieren. Häufig sind das Halluzinationen und Wahnvorstellungen.

Negative Symptome:

z.B. Antriebsarmut, sozialer Rückzug und Konzentrationsmangel.

---

[12] Vgl. Universitätsklinikum Hamburg-Eppendorf (Internet), 2016.
[13] Vgl. Universitätsklinikum Hamburg-Eppendorf (Internet), 2016.
[14] Vgl. Universitätsklinikum Hamburg-Eppendorf (Internet), 2016.

Kognitive Symptome:

z.b. Denkstörungen (zerfahrenes Denken) das zu Verwirrungen und Konzentrationsverlust führt. Sprach und Denkverarmung (z.b. das Durchdenken von Dingen kostet zu viel Anstrengung und erscheint zu schwierig).

Ich Störungen:

z.b. Depersonalisierung / Derealisation (Personen, Gegenstände und die Umgebung erscheinen unwirklich, fremdartig und räumlich verändert). Klienten haben das Gefühl von Gedankenentzug. Es entsteht das Gefühl, dass die eigenen Gedanken entzogen oder die eigene Gedanken von außen gelenkt werden. [15]

1.4.5 Erwartende Auswirkungen der Erkrankung auf Ebene von Aktivitäten

Eine Psychose wirkt sich Maßgeblich auf die Teilhabe und Aktivitäten eines Menschen aus. Die eigene Selbstwahrnehmung und Selbsteinschätzung entspricht nicht mehr der Realität und wird von gesunden Menschen als Fremdartig wahrgenommen. Dadurch können für den betroffenen Menschen Rollenverluste entsteht z.b. als Mutter, Tochter oder auch als Arbeitnehmer. Auch die alltägliche Routine wie das Aufräumen, Kochen wird durch den Antriebsmangel erschwert. Das Führen von Konversationen fällt Menschen mit einer Psychose äußerst schwer. Der Einsatz von nonverbalen Konversationen die bei einer Unterhaltung wichtig sind, können nur schwer ausgeführt werden. Überhaupt einem Gespräch zu folgen erscheint als eine riesen Herausforderung. Zudem ist das Nähe- und Distanzverhalten stark beeinflusst, so dass viele soziale Kontakte im Verlauf der Erkrankung wegbrechen. [16]

1.4.6 Therapeutische Möglichkeiten

Es gibt verschiedene Möglichkeiten eine Psychose zu Therapieren. Meist werden verschiede Therapieansätze miteinander kombiniert. In der Medizin werden folgende Therapien empfohlen:

- Medikamentöse Therapie
- Psychosoziale Therapien
- weiter Therapiemöglichkeiten (z.B. durch Familientherapie, Ergotherapie, Soziales Kompetenztraining, Metakognitives Training, Kunsttherapie, Tanztherapie und CogPack). [17]

---

[15] Vgl. Universitätsklinikum Hamburg-Eppendorf (Internet), 2016.
[16] Vgl. Unterrichtsmaterialen PSB Unterricht Döpfer Schulen.
[17] Vgl. Universitätsklinikum Hamburg-Eppendorf (Internet), 2016.

2. Daten des Klienten

Name: Frau W.

Alter: 37 Jahre

Familienstand: Frau W. ist nicht verheiratet und hat keine Kinder. Sie lebt bei Ihrer Mutter.

- Diagnose:

Deutliche Minderbegabung bei Zustand nach Sauerstoffmangel unter der Geburt. Haltungs-schäden der Wirbelsäule. Allergische Nasenschleimhautreaktion. Allergien gegen zahlreiche Pollen.

- Aufnahmedatum, vereinbarte Anwesenheitszeit und evl. Dauer der Maßnahmen:

Frau W. wurde am 06.12.2004 in den Berufsbildungsbereich einer Werkstatt für Menschen mit Behinderung aufgenommen. Zuvor nahm sie am Eingangsverfahren der Werkstatt teil. Am 06.12.2006 wechselte sie vom Berufsbildungsbereich in den Arbeitsbereich der Werk-statt. Sie arbeitet täglich von 8:00 Uhr bis 15:40 Uhr in der Werkstatt.

- Vorstellungsgrund mit Alltagsbezug:

Aufgrund ihrer Behinderung hat Frau W. ein verlangsamtes Arbeitstempo, so dass sie für anfallende Arbeitsaufgaben in ihrer Gruppe auffallend viel Zeit benötigt. Außerdem fällt es Frau W. schwer, sich hinreichend auf eine Arbeitsaufgabe zu konzentrieren. Immer wieder scheint sie in Gedanken zu sein und findet nur nach Aufforderung durch den Gruppenleiter wieder zurück zu ihrer Arbeit. Frau W. ist daher nicht auf dem allgemeinen Arbeitsmarkt vermittelbar.

- Aktuelle Lebenssituation:

Frau W. wohnt bei ihrer Mutter in einer Kleinstadt in NRW. Täglich geht sie ihrer Arbeit in der Werkstatt nach. Sie arbeitet dort in einer Arbeitsgruppe, wo sie leichte Verpackungsarbeiten erledigt.

- Soziale Anamnese:

Laut Akte und ergänzt durch eigene Aussagen von Frau W., wurde sie in Polen geboren. Als Frau W. 10 Jahre alt wurde, wanderte sie gemeinsam mit ihrer Mutter nach Deutschland aus. Sie besitzt die deutsche Staatsangehörigkeit und spricht die deutsche Sprache. Ihre Mutter arbeitet als Altenpflegerin in einem Pflegeheim. Ihr Vater und ihre Oma sind bereits verstor-ben. Frau W. ist als Einzelkind aufgewachsen und hat keine Geschwister. Durch die Unter-stützung ihrer Mutter ist Frau W. auf kein weiteres Pflegepersonal angewiesen. Im Gespräch mit Frau W. wird deutlich, dass sie wenige enge Freunde außerhalb der Werkstatt hat. In

Ihrer Freizeit besucht sie regelmäßig einen Lese-Club. Außerdem geht sie gerne mit dem Kegelclub für Menschen mit einer Behinderung kegeln.

- Medizinische Anamnese:

(Laut Akte) Aufgrund ihrer Behinderung erhielt Frau W. in der Vergangenheit regelmäßig Sprachtherapie. Da Sie seit ihrer Geburt unter den Haltungsschäden in der Brustwirbelsäule leidet, bekam sie auch lange zeit drei mal die Woche Krankengymnastik, um den Haltungsschäden aktiv entgegenzuwirken und Rückenschmerzen zu lindern. Aktuell erhält Frau W.keine weiteren Therapien mehr in Bezug auf ihre Haltungsschäden. Durch ihre Psychose musste sie für einen längeren Zeitraum in die Psychiatrie eingewiesen werden. Seither nimmt Frau W. Neuroleptika ein, um einen Rückfall vorzubeugen. Neuroleptika wirken psychotischen Symptomen wie Halluzinationen und Wahnvorstellungen entgegen. Geleichzeitig haben sie meist eine beruhigende, dämpfende Wirkung.

- Schulische / Berufliche Anamnese:

Frau W. besuchte eine Schule für Menschen mit einer Behinderung. Sie absolvierte ein Praktikum in einem Floristikgeschäft und leistete dort zufriedenstellende Arbeit. Nach ihrer Schulischen Laufbahn, wurde sie in dem Berufsbildungsbereich der Werkstatt aufgenommen. Am 06.12.2006 wechselte sie in den Arbeitsbereich der Werkstatt.

3. Ergotherapeutischer Befund

3.1 Ersteindruck

Der erste Kontakt zu Frau W. entstand an meinem ersten Praktikumstag in der Werkstatt in Gruppe drei. Frau W. ist eine sehr freundliche, aber auch zurückhaltende Person. Nach einiger Zeit, zeigte sie Interesse an meiner Person und fragte mich wie ich heiße und was ich in der Gruppe mache. Am ersten Tag fiel mir auf, dass Frau W. eine sehr unsichere Person ist. Sie war sehr nervös, was sich an ihrem hoch roten Kopf und der verspannten Körperhaltung zeigte. Sie forderte sehr viel Aufmerksamkeit in dem sie ihre Sorgen ständig den Gruppenleitern mitteilte. Außerdem war auffällig, dass Frau W. öfters ihren Arbeitsplatz verlässt, um z.B. auf Toilette zu gehen.

3.2 Äußeres Erscheinungsbild

Frau W. besitzt ein europäisches Aussehen. Sie ist ca. 1,65 cm groß und hat eine etwas füllige Figur. Sie hat blonde kurze Haare und trägt eine Brille. Sie ist stets ordentlich gekleidet. Am rechten Handgelenk trägt sie verschiedene Armbänder die sie selbst gebastelt hat. Am linken Handgelenk trägt sie eine Uhr. Um den Hals hängt eine Kette mit einem roten Stein. Passend zu der Kette trägt sie Ohrringe. Da Sie unter Rückenschmerzen leidet, hat sie orthopädisches Schuhwerk. Ihr Rücken weist eine leichte Hyperkyphose auf, so dass ihre Haltung etwas gedrungen wirkt.

3.3 Personenbezogene Faktoren

Frau W. ist eine unsichere junge Frau die sich viele Sorgen macht. Sie macht sich Gedanken um ihre bestehenden Freundschaften zu bestimmten Personen. Sie erklärt deutlich ihre Ängste, dass sich Freundinnen von ihr abwenden. Frau W. geht zuhause häufig ihren Lieblingsbeschäftigung wie Armbänder knüpfen oder Puzzeln nach. Eine wichtige Bezugsperson für Frau W. ist ihre Mutter, da sie viel von ihr erzählt und sie jede Pause anruft. Sie ist gläubig und besucht regelmäßig den katholischen Gottesdienst.

3.4 Volition (Betätigungsmotivation)
3.4.1 Selbstbild
- Selbstvertrauen

Frau W. besitzt wenig Selbstvertrauen. Neue Arbeitsaufgaben vermeidet Frau W. Sie äußert dann, dass sie keine Zeit hat und andere Arbeitsschritte erledigen muss. Im Arbeitsprozess sucht Frau W. sich nur bedingt neue Herausforderungen. In der Regel bleibt sie bei Aufgaben die ihr vertraut sind. Aufgrund Ihrer Haltungsschäden der Wirbelsäule meidet sie zudem körperliche Arbeit, wie beispielsweise das Heben von schweren Gegenständen, da sie vor eventuellen schmerzen Angst hat. Von Ihren Kollegen lässt Frau W. sich gerne Helfen und stellt ihre eigenen Leistungen in Frage. Deutlich wird dies, wenn sie von einem Kollegen korrigiert wird und kaum für ihre eigenen Leistungen einsteht und ihrem gegenüber immer recht gibt.

- Reale Selbsteinschätzung

Frau W. besitzt eine reale Selbsteinschätzung. Liegt eine Arbeitsaufgabe in ihrem Interessenbereich kann Frau W.ihre Fähigkeiten sehr gut einschätzen. Beispielsweise knüpft sie in ihrer Freizeit komplizierte Armbänder. Bei Aufgaben die ihr vertraut sind, (z.B. das eigenständige Einkaufen für die Gruppe) kann sie ihre Kompetenzen entsprechend einschätzen und die Aufgabe adäquat erledigen.

- Selbstwahrnehmung

Frau W. Selbstwahrnehmung ist schwankend. Montags ist sie meist sehr Nervös, weil sie sich Sorgen macht über den bevorstehenden Verlauf der Woche. Diese Sorgen äußert sie konkret gegenüber der Gruppenleitern und ihren Kollegen. Allerdings nimmt sie nicht wahr, dass sie durch ihre ständige Nervosität ihre Kollegen im Arbeitsprozess stört. Wenn sie sehr unruhig ist, bemerkt sie eigenständig ihre körperlichen Symptome wie zitternde Hände.

- Ich-Stärke

Frau W. besitzt ausreichend Ich-Stärke. Sie zeigt ein auffallend dominantes Verhalten wenn es darum geht, ihre eigenen Interessen durchzusetzen. Wenn sie beispielsweise aufgefordert wird einen etwas schwereren Kasten vom Boden zu heben oder den Boden zu fegen, blockt sie mit der Aussage ab, dass sie das nicht darf. Aufgrund ihrer Rückenschmerzen verweigert sie jegliche körperliche Arbeit.

- Bedürfnisse

Bedürfnisse äußert Frau W. vor allen den Gruppenleiter gegenüber. Regelmäßig fragt Frau W. ob sie die Toilette aufsuchen darf. Bedürfnisse werden insbesondere dann geäußert, wenn Frau W. dadurch ihren Arbeitsprozess unterbrechen kann, um körperliche Arbeit zu vermeiden.

- Durchsetzung

Frau W. nimmt eigene Ziele und Interessen wahr. Freitags darf Frau W. immer die Café-Ecke aufräumen. Das Aufräumen ist für Frau W. ein wichtiges Ritual. Dabei beachtet sie festgelegte Regeln und hält zeitabsprachen ein.

- Eigeninitiative

Frau W. weißt wenig Eigeninitiative auf. Immer wieder unterbricht Frau W. ihre Arbeit um eignen Bedürfnissen nachzukommen und beispielsweise auf Toilette zu gehen. Ihren Kollegen bietet sie weitestgehend keine Hilfestellung an.

- Selbständigkeit

Frau W. ist nicht Selbständig. Sie übernimmt nur Aufgaben wenn sie ihr zuvor zugeteilt worden sind. Passiert dies nicht steht sie meist herum und wartet auf ihren Arbeitsauftrag. Sie ist nicht in der Lage anfallende Aufgaben in der Gruppe zu erkennen und selbständig zu übernehmen.

3.4.2 Werte

- Rücksicht/Toleranz

Frau W. verhält sich rücksichtsvoll gegenüber anderen Menschen. Sie beschimpft keine Personen oder zettelt Streit an. Wenn ein anderes Gruppenmitglied ihren persönlichen Stuhl benutzt überlässt sie diesen freiwillig. Allerdings konnte ich kaum beobachten, dass Frau W. sich beispielsweise um schwächere Kollegen wie z.b. Rollstuhlfahrer kümmert. Meist ist sie eher zurückhaltend und ein stilles Mitglied der Gruppe.

- Verantwortung

Frau W. Verantwortungsgefühl ist schwankend. Teilweise schafft sie es, sich an arbeitsrelevanten Regeln zu halten. Z.um Beispiel ist sie immer pünktlich nach der Pause an ihren Arbeitsplatz zurück. Verantwortung für neue Arbeitsaufgaben vermeidet Frau W.jedoch.

- Arbeitsqualität / Sorgfalt

Frau W.Arbeitet sehr sorgfältig. Beispielsweise stapelt sie Kartons sachgemäß und ordentlich auf die Paltte, ohne das ein Karton kaputt geht. Allerdings weist sie ein verlangsamtes Arbeitstempo auf. Wenn sie Kartons transportiert, arbeitet sie meist so langsam, dass sich die Kartons auf dem Tisch stapeln. Aufgrund ihrer Rituale zu bestimmten Zeiten auf Toilette zu gehen, vernachlässigt sie ihre Arbeit. Als Praktikantin muss ich häufig den Transport von Kartons für sie übernehmen.

- Äußeres Erscheinungsbild

Eines von diversen Freizeitangebot der Werkstatt ist das kochen. Dieses Angebot nimmt Frau W. gerne war. Sie übernimmt selbständig die Verantwortung dafür, dass sie sich die Hände desinfiziert bevor sie mit der Zubereitung von Lebensmitteln beginnt.

- Motivation

Die Motivation von Frau W. bei der Arbeit in der Gruppe hält sich sehr in Grenzen. Immer wieder unterbricht sie ihre Arbeit um ihren eigenen Bedürfnissen wie das Hände waschen oder dem Toilettengang nachzukommen. Es wird deutlich, dass Frau W. für Arbeiten besonders dann motiviert ist, wenn diese ihren eigenen Interessen entgegenkommen (z.b. Einkaufen für die Gruppe).

- Interesse

Frau W. kann genau beschreiben welche Interessen sie hat. Sie erzählte sehr genau, dass sie gerne Malt oder Armbänder herstellt. Auf der Arbeit zeigt sie großes Interesse daran, die Café-Ecke aufzuräumen.

- Antrieb

Frau W. nimmt nur nach Aufforderung eigenständig Arbeit auf. Im Arbeitsprozess muss Frau W. immer wieder an ihren Arbeitsauftrag erinnert werden. Bei Arbeiten die ihr bekannt sind, ist der eigene Antrieb größer als bei unbekannten Aufgaben. Da Frau W. starke Medikamente wegen ihrer zurückliegenden Psychose einnehmen muss, ist sie meist sehr müde. Diese Müdigkeit beeinflusst ihren Antrieb maßgeblich. Immer wieder beobachte Ich, dass Frau W. auf ihrem Stuhl sitzt und „Träumt". Gerade Montags wenn sie Nervös ist, ist ihr Antrieb für die Arbeit stark reduziert, so dass sie nur schwer ihre Arbeit erledigen kann.

- Ausdauer

Ihre Ausdauer für gleichbleibende Arbeit ist schwankend. Zu Beginn des Tages schafft sie es noch konstant ihre Aufgabe zu erfüllen. Am Nachmittag muss sie zunehmend zur Arbeit aufgefordert werden.

3.5   Habituation (Betätigungsstruktur)
3.5.1   Gewohnheiten
- Misserfolgstoleranz

Frau W. vermeidet Misserfolge. Neue Aufgaben die ihr nicht bekannt sind lehnt sie konsequent ab, da sie Angst hat zu scheitern. Aufgrund dieses Vermeidungsverhaltens konnte ich nicht beobachten, wie Frau W. mit Misserfolgserlebnissen umgeht.

- Umstellungsfähigkeit

Frau W. hat Schwierigkeiten sich auf neue Situationen umzustellen. Ist ihr zu Beginn des Tages eine Arbeit zu geteilt worden, führt sie diese starr weiter und kann sich auf keine neue Arbeit einlassen und verweigert diese, in dem sie beispielsweise den Raum verlässt.

- Anpassung

Frau W. schafft es sich nur teilweise an die abgesprochenen Regeln der Werkstatt zu halten. Immer wieder fällt auf, dass sie sich nicht an dem gemeinsamen Aufräumen der Werkstatt beteiligt und den Raum verlässt.

- Pünktlichkeit

Frau W. ist zeitlich sehr gut orientiert. Sie erscheint jeden Tag pünktlich zur Arbeit und kehrt auch nach den Pausen immer wieder pünktlich zu ihrem Arbeitsplatz zurück. Frau W. hat ganz bestimmt Zeitpunkte an denen sie zur Toilette geht. Beispielsweise geht sie immer um 11:00 Uhr und um 14:00 Uhr auf die Toilette.

- Arbeitstempo

Frau W. besitzt ein verlangsamtes Arbeitstempo. Wie bereits beschrieben übernimmt sie meist die Aufgabe, leichtere bereits verpackte Kartons auf eine Palette zu transportieren. Die Tabletteneinnahme beeinflusst zusätzlich ihr Arbeitstempo.

3.5.2 Rollen

- Eigenes Rollenbild

Frau W. nimmt ihre Rolle als Mitarbeiterin der Werkstatt nicht besonders ernst. Dies zeigt ihr geringes Engagement in Bezug auf den Arbeitsablauf in der Gruppe. Frau W. nimmt die Rolle einer sehr stillen und zurückhaltenden Mitarbeiterin ein und versucht auch nicht in andere Rollen reinzurutschen. Beispielsweise versucht sie nicht andere Gruppenmitglieder zu korrigieren um somit in die Rolle der Anleiter zu rutschen.

3.6 Performanzvermögen (Betätigungsfertigkeiten)

3.6.1 Motorisch

- Körperkraft/ Geschicklichkeit

Frau W. hat eine leichte Hyperkyphose der Brustwirbelsäule. Frau W. besitzt ein ärztliches Attest, das besagt, dass sie mittelschwere Arbeit mit Hilfsmitteln verrichten darf.(Laut der deutschen Rentenversicherung dürfen bei mittelschwerer Arbeit Lasten von 10 bis 15 Kilogramm gehoben werden.) Frau W. vermeidet jedoch konsequent alle körperlichen Anstrengungen wie beispielsweise das eben genannte Heben und Tragen von etwas schwereren Gegenständen sowie das Fegen des Bodens während des Aufräumprozesses. Während der Arbeit mit Frau W. fiel mir auf, dass sie aufgrund ihrer Behinderung nicht in der Lage ist vorgemachte Bewegungen wie das rückengerechte Heben eines Gegenstandes nachzuempfinden und anschließend korrekt umzusetzen.

- Belastbarkeit

Frau W. ist kaum Belastbar. Selbst leichte Aufgaben die sie in der Werkstatt übernimmt werden immer wieder unterbrochen. Gerade dann wenn Frau W. an neue Aufgaben herangeführt werden soll, schafft sie es nicht, sich dieser Aufgabe konzentriert zu widmen. Bei neuen Aufgaben hat sie Angst zu scheitern und ist daher emotional überfordert. Nur leichte und ihr bekannte Aufgaben kann sie über einen längeren Zeitpunkt durchhalten.

3.6.2 Prozessbezogen

- Konzentration

Inwieweit Frau W. sich für eine Arbeit konzentrieren kann oder nicht, liegt häufig daran ob diese Aufgabe ihrem eignen Interessen entspricht. Zu beobachten ist, dass sie bei Arbeitsaufgaben wie das Transportieren von Kartons immer wieder in Gedanken ist und die Arbeit unterbricht. Frau W. steht dann mitten im Flur und schaut in der Gegend herum und findet nur nach Aufforderung wieder zurück zur Arbeit.

- Räumliches Vorstellungsvermögen

Das Räumliche Vorstellungsvermögen ließ sich während der Arbeit von Frau W. nicht beobachten. Daher kann ich dazu keine Aussage treffen.

- logisch- Analytisches Denken

Das logische-Analytische denken von Frau W. ist durch ihre Behinderung eingeschränkt. Wenn Frau W. ihr Vermeidungsverhalten ablegt und es gelingt sie für eine neue Aufgabe (z.B. das Einsortieren von Vitaminröhrchen nach einer bestimmten Vorlage) zu gewinnen, müssen die Arbeitsschritte lange mit ihr geübt werden bevor sie diese selbständig durchführen kann. Umso komplexer die Arbeitsaufgabe desto mehr Hilfestellung benötigt Frau W.

- handwerklich- technisches Verständnis

Während der Therapie mit Frau W.könnte ich beobachten, dass sie Schwierigkeiten damit hat beispielsweise den Rollwagen zum Transport von Kästen zu benutzen. Sie stellt selbständig nicht die Bremsen fest oder weiß wie man den Wagen hochkurbelt oder den Griff zum kurbeln löst.

- Auffassung von Arbeitsanleitungen

Frau W. versteht verbale Anleitungen und kann diese im Rahmen ihrer Möglichkeiten auch umsetzen. Allerdings benötigt sie meist viel Hilfestellung des Anleiters. Es fällt ihr leichter wenn sie zusätzlich zur verbalen Anleitung eine bildliche Anleitung erhält. Sie macht dann beispielsweise beim Einsortieren der Vitaminröhrchen weniger Fehler.

- Kulturtechniken

Frau W. kann nicht schreiben, lesen und rechnen. Im Arbeitsprozess werden diese Anforderungen auch nicht an sie gestellt.

- Lebenspraktische Fähigkeiten

Frau W. hat ein ausgeprägtes Bewusstsein für eine gesunde Lebensführung. Sie achtet darauf immer viel zu trinken und kauft auch selbständig neue Lebensmittel für sich ein. Im Gespräch mit der Mutter wird deutlich, dass Frau W. selbständig daran denkt ihre Medikamente einzunehmen. Zuhause überlässt Frau W. anfallende Aufgaben gerne ihrer Mutter.

- Arbeitsplanung

Frau W. kann sich nur auf eine Arbeitsaufgabe konzentrieren. Wenn sie Beispielsweise die Aufgabe zugeteilt bekommen hat leere Kartons wegzuschmeißen schafft sie es nicht gleichzeitig neues Arbeitsmaterial zu organisieren. Den Arbeitsplan den sie zu Beginn des Tages bekommt, hält Frau W. starr ein und weicht nicht von diesem ab.

- Problemlösen

Treten Probleme bei der Arbeitsaufgabe von Frau W. auf, kann sie diese nicht selbstständig lösen. Sie erkennt nicht woran die Betätigung scheitert. Dies ist gut zu beobachten, wenn sie einen leeren Karton auffalten soll. Wenn ihr dies nicht gelingt, wendet sie trotz des Scheiterns immer wieder die gleiche Lösungsstrategie an. Durch ihr Vermeidungsverhalten umgeht sie erfolgreich Problemstellungen im Arbeitsprozess.

- Lernfähigkeit

Frau W. lernt am besten, wenn ihr Handlungsabläufe vorgemacht werden. Bei der Anleitung von Frau W. sollte immer darauf geachtet werden, dass die Aufgabe nicht zu komplex ist, damit sie diese bewältigen kann. Zu Verinnerlichung muss eine neue Arbeitsaufgabe mit Frau W. mehrmals durchgeführt werden.

- Kreativität

Frau W. arbeitet stets nach Arbeitsanweisung. Sie bringt keine eigenen Ideen in den Arbeitsprozess mit ein. Zudem hat sie keine eigenen kreativen Ideen um Probleme zu lösen. Auch spontanes Handeln ist ihr nicht möglich. Zu beobachten war dies gut, als der Container zum Wegschmeißen der Kartons abgeholt worden war, kam sie nicht auf die Idee, die leeren Kartons kurzzeitig in einer Kiste zu sammeln um diese später zu entsorgen.

- Entscheidungsfähigkeit

Frau W. kann sich sehr gut und schnell entscheiden. Zu beobachten war dies als es darum ging, an welchem Freizeitangebot der Werkstatt sie Teilnehmen will. Ganz schnell war ihr klar, welche Gruppe sie gerne besuchen möchte. Beeinflusst wird ihre Entscheidungsfähigkeit davon, inwieweit das jeweilige Angebot ihrem Interesse entspricht.

- Berufsspezifische Fähigkeiten

Wie bereits beschrieben ist Frau W. zeitlich sehr gut orientiert. Sie hat einen sehr guten Überblick über die zeitliche Struktur des Tages. Sie kann Zeiträume sehr gut abschätzen und ihre Arbeit dementsprechend planen. Dies ist sicherlich einer ihrer Stärken.

3.6.3 Interaktionell

- Kontakt zu anderen

Frau W. nimmt freundlich Kontakt zu ihren Kollegen in der Gruppe auf. Auch mit den Gruppenleitern nimmt sie immer wieder freundliche Gespräche auf. Besonders dann wenn Frau W. über sich selbst etwas zu berichten hat, ist sie äußerst redefreudig. Sie spricht in einem angemessen Ton, so dass ihr Gegenüber sie gut verstehen kann. Während des gesamten Gesprächs hält sie Blickkontakt.

- Nähe/Distanz

Frau W. kann gut mit Ihren Kollegen in einem Raum arbeiten. Auch Umarmungen seitens ihrer Freundinnen kann sie zulassen. Zu Gruppenleitern oder auch Praktikantinnen hat sie eine angemessene Distanz. Frau W. fällt es dennoch schwer in Konfliktsituationen Grenzen anderer Personen zu akzeptieren. Wenn einer ihrer Freundinnen einmal nicht die Pause mit ihr verbringen will, akzeptiert sie dies nur schwer.

- Teamarbeit

Ihre Teamfähigkeit ist eingeschränkt. Sie zieht sich immer beim gemeinsamen Aufräumen der Werkstatt heraus und überlässt diese Aufgaben ihren Kollegen. Auch bietet Frau W. kaum ihre Hilfestellung an wenn einer ihrer Kollegen diese benötigen würde. Frau W. nimmt bevorzugt zu ihren engen Freundinnen in der Gruppe Kontakt auf.

- Kritik ertragen/ üben

Wie schon beschrieben vermeidet Frau W. neue Herausforderungen. Wenn Frau W. Kritik erhält sieht man wie sich ihr ganzer Körper verspannt und wie nervös sie wird. Frau W. kann sachliche und persönliche Kritik nicht ausreichend voneinander trennen. So erkennt sie nicht, dass Kritik bzw. Hilfestellung bei einem bestimmten Arbeitsschritt, keine Kritik an ihrer eigenen Person sind. Anderen Personen gegenüber äußert sie keinerlei Kritik.

- Erlebnisfähigkeit

Frau W. erlebt die Geschehnisse im Alltag ganz bewusst und ist sehr aufmerksam was ihre Umgebung betrifft. Gerade im Umgang mit ihren Freundinnen die ihr sehr wichtig sind, nimmt sie jegliche Veränderungen in den Stimmungen der anderen wahr. Allerdings schafft sie es nicht sich von diesen Veränderungen abzugrenzen und bezieht diese stets auf sich selbst. Stimmungen innerhalb der Gruppe nimmt Frau W. eher nicht wahr. Sie arbeitet dann konsequent weiter, auch wenn gerade Konflikte zwischen Gruppenmitgliedern stattfinden.

- Gefühlsausdruck

Frau W. ist jeden Montag sehr nervös. Diese Gefühle der Angst und Sorgen äußert sie immer den Gruppenleitern. Durch ihre ängstliche Stimmungslage verhält sie sich nervös und schafft es nicht sich ihrer Arbeit durchgängig zu widmen. Ihre Körperhaltung und ihre Mimik sind zu diesem Zeitpunkt sehr angespannt. Das Gefühl der Angst überwältigt Frau W. so sehr, dass sie immer wieder Hilfe bei ihren Gruppenleitern sucht.

3.7 Umwelt

- Produkte und Technologien für den persönlichen Gebrauch im täglichen Leben

Frau W. trägt eine Brille um Gegenstände genau erkennen zu können.

- Hilfsprodukte und unterstützende Technologien für die Erwerbstätigkeit

Die Werkstatt bietet zahlreiche Hilfsmittel für ihre Mitarbeiter an. Da Frau W. allerdings meist die gleichen Aufgaben übernimmt, benötigt sie keine Hilfsmittel.

- Arbeitsplatz

Wenn es ihr zu warm in der Werkstatt wird, leidet Frau W. sehr stark darunter. Immer wieder hat sie das Bedürfnis das Fenster zu öffnen. Das unangenehme Gefühl das es ihr zu warm ist hält sie vom Arbeiten ab. Obwohl Frau W. unter Rückenschmerzen leidet, schafft sie es nicht ihren Stuhl ergonomisch an ihre eigene Körpergröße anzupassen.

- Unterstützung und Beziehungen

Ihre Mutter versucht sie stets zu Unterstützen. Durch diese Unterstützung wird jedoch unterbunden, dass Frau W. selbständig an neue Aufgaben herangeht und sie ihr Vermeidungsverhalten gegenüber neuen Herausforderungen ablegt. Zuhause übernimmt Frau W.keine Pflichten. Ihre Mutter ermutigt sie auch nicht dazu, da sie selbst alle Haushaltsaufgaben wie kochen oder putzen übernimmt.

3.8 Evaluation des bisherigen Behandlungsverlaufes

In der bisher gelaufenen Therapie habe ich mehr Wert darauf gelegt einen Zugang zu Frau W. zu finden, um ihr Vermeidungsverhalten in Bezug auf das Rückengerechte heben zu verbessern. Denn eine positive Arbeitseinstellung von Frau W. ist die Vorrausetzung für das Erreichen meiner weiteren Ziele. Bisher konnte ich Frau W. für die Einzeltherapie motivieren.

Allerdings wird deutlich, dass sie immer wieder kleine Unterbrechungen einbaut um beispielsweise auf die Toilette zu gehen. In meiner Therapie erlaube ich Frau W. auch auf die
Toilette zu gehen, um sie nicht zu sehr unter Druck zu setzen und auch ihre Konzentration in
der Therapie aufrecht zu halten. Wenn Frau W. allerdings zu oft die Therapie für einen Toilettengang unterbrechen will habe ich dafür immer wieder bestimmte Vereinbarungen mit
Frau W. getroffen, um noch eine adäquate Therapie durch führen zu können und ihr Vermeidungsverhalten ein stück weit zu unterbinden.

.

4. Ergotherapeutische Problemstellung

Nennung von zwei relevanten Betätigungsproblemen des Klienten:

Problem 1

Aufgrund ihrer Behinderung vermeidet Frau W. neue Arbeitsaufgaben die ihr unbekannt sind. Außerdem unterbricht sie die Handlung durch das Aufsuchen der Toilette oder verweigert die Arbeit mit der Ausrede, dass sie keine Zeit dafür hat.

- ### Analyse des Betätigungsproblems (Volition)
Selbstbild: Frau W. zeigt mit ihrem Verhalten ein niedriges Selbstvertrauen. Sie hat große Angst zu scheitern und verweigert daher neue Aufgaben. Außerdem kann Frau W. ihre Fähigkeiten nicht realistisch einschätzen. Beispielsweise geht sie selbständig Einkaufen und führt diese Handlung sehr kompetent durch, einfache Aufgaben hingegen wie das einsortieren von Vitaminröhrchen verweigert sie.

Werte: Frau W. legt großen Wert darauf, häufig ihren eigenen Bedürfnissen und eigenen Interessen nachzukommen. Liegt die Arbeitsaufgabe nicht in ihrem Interessenbereich verweigert sie diese.

- ### Analyse des Betätigungsproblems (Habituation)
Gewohnheiten: Frau W. hat die Angewohnheit sich durch ihr Vermeidungsverhalten immer wieder in eine für sie bequeme Situation zu bringen und beispielsweise körperliche Belastung zu meiden.

Rollen: Frau W. wird von ihrer Mutter zuhause sehr umsorgt. Sie übernimmt keinerlei Verantwortung oder Pflichten. Diese passive Rolle nimmt Frau W. auch während der Arbeit in der Werkstatt ein und umgeht somit jegliche Aufgabe mit mehr Verantwortung.

Prozessbezogen: Frau W. vermeidet neue Aufgaben weil sie Schwierigkeiten damit hat, sich länger auf eine Sache zu konzentrieren. Gerade bei neuen Aufgaben ist sie gezwungen ihre Konzentration zu fokussieren. Auch die Auffassung von neuen Arbeitsanleitungen ist für sie eine große Herausforderung.

Interaktionell: Frau W. hat Schwierigkeiten Kritik zu ertragen und konstruktiv damit umzugehen. Bei neuen Arbeitsaufgaben könnte sie Fehler machen, die dann eventuell von ihrem Anleitern oder Gruppenmitglieder kritisiert werden. Die Angst vor Kritik oder an einer Handlung zu scheitern ist so groß für Frau W., dass sie alle neuen Aufgaben verweigert.

- Stärken des Klienten in Bezug zum o.g. Betätigungsproblem

Frau W. ist kognitiv durchaus in der Lage neue Arbeitsanweisungen oder neue Betätigungen zu erlernen. Frau W. weist keinerlei körperliche Einschränkungen auf, die ihr das Erlernen von neuen Arbeitsaufgaben erschweren.

- Fördernde Umweltfaktoren in Bezug zum o.g. Betätigungsproblem

Die Gruppenanleiter von Frau W. können ihre Fähigkeiten sehr gut einschätzen und neue Arbeitsaufgaben entsprechend an sie anpassen. Auch das bereits beschriebene Vermeidungsverhalten kann durch ein angepasstes Verhalten der Gruppenleiter aufgefangen werden.

- Hemmende Umweltfaktoren in Bezug zum o.g. Betätigungsproblem

Durch die führsorgliche Erziehung der Mutter lernt Frau W. nicht, sich selbständig neuen und unbekannten Herausforderungen zu stellen. Durch ihr Vermeidungsverhalten schafft Frau W. auch zuhause die für sie unbequemen Aufgaben zu umgehen.

- Prognose in Bezug zum o.g. Betätigungsproblem

Durch eine gezielte Förderung und ein angepasstes Verhalten der Anleiter, kann Frau W. lernen sich neuen Aufgaben anzunehmen und ihr Vermeidungsverhalten zu minimieren (IR). In der Werkstatt werden viele unterschiedliche Arbeitsaufträge bearbeitet. Aufgrund ihres Vermeidungsverhaltens beschränkt sich das Handlungsspektrum von Frau W. jedoch auf eine einfache Arbeitsaufgabe. Sie ist dadurch nicht vielfältig bei der Arbeit einsetzbar (NR). Da die Gruppenleiter das Verhalten von Frau W. sehr gut kennen und dementsprechend auf sie reagieren können, hat Frau W. die besten Voraussetzungen ihr Vermeidungsverhalten abzulegen und ihre Kompetenzen zu erweitern (PR). In der Therapie zeigte sich, dass durch eine sehr sensible Anleitung, Frau W. sich für neue Aufgaben begeistern lässt (KR).

Problem 2

Aufgrund ihrer Haltungsschäden in der Wirbelsäule, vermeidet Frau W. jegliche Art von körperlicher Anstrengung. Durch die Haltungsschäden darf Frau W. nur mittelschwere Gegenstände Rückengerecht heben. Das Wissen über Rückengerechtes Verhalten fehlt Frau W. Zusätzlich vermeidet sie den Einsatz von Hilfsmitteln wie Beispielsweise einen Rollwagen um schwere Kästen zu transportieren.

Durch meine Beobachtungen ist mir deutlich geworden, dass die zwei Betätigungsprobleme die ich in diesem Bericht beschreibe sehr stark miteinander verbunden sind. Durch das Vermeidungsverhalten hat Frau W. nie gelernt wie man sich Rückengerecht verhält und ist auch nicht bereit dieses zu erlernen. Daher sind aus meiner Sicht parallelen in der Analyse der beiden Betätigungsprobleme zu erkennen.

- Analyse des Betätigungsproblems (Volition)

Selbstbild: Auch bei dem zweiten Betätigungsproblem spielt das niedrige Selbstvertrauen von Frau W. eine große Rolle. Sie traut sich diese Art von körperlicher Belastung nicht zu, da sie Angst hat daran zu scheitern und Kritik ertragen zu müssen.

Werte: Frau W. zeigt wenig Interesse sich körperlich zu Belasten. Körperliche Arbeit ist für sie eine unbequeme Arbeit die sie lieber vermeidet. Zusätzlich legt sie keinen Wert darauf neue Kompetenzen für die Arbeit zu erwerben, da sie somit auf der Arbeit mehr Verantwortung und Arbeitsaufgaben übernehmen müsste.

Interesse: Das Heben und Tragen von Gegenständen liegt nicht im eigenen Interessenbereich von Frau W. Daher ist auch die Motivation solche Betätigungen auszuführen, sehr gering.

- Analyse des Betätigungsproblems (Habituation)

Gewohnheiten: Auch hier spielt die Gewohnheit von Frau W. alle ihr unbekannten und unbequemen Aufgaben zu vermeiden eine große Rolle. Das Heben und Tragen von Gegenständen bedeutet, für Frau W. ihre bequeme Situation bei der Ausführung von leichten Arbeitsaufgaben aufzugeben und sich körperlicher Arbeit aus zu setzten.

Rollen: Frau W. übernimmt tagtäglich gleiche Aufgaben in der Gruppe. Für sie und für die andren Gruppenmitglieder gehört es zum täglichen Ablauf, dass Frau W. die Tätigkeit leere Kartons wegzuschmeißen oder befüllte Kartons zu stapeln übernimmt. Dadurch hat sie eher eine passive Rolle bei der täglichen Arbeit. Das Heben und Tragen von anderen Gegenständen entspricht nicht der Rolle und der Arbeitsaufgabe die sie sonst einnimmt.

Motorisch: Rein auf motorischer Ebene kann Frau W. sich körperlich Belasten und auch mittelschere Gegenstände Heben, Tragen und Abstellen. Allerdings ist es für sie schwer, eine Bewegungsanleitung zum Rückengerechten ausführen dieser Tätigkeiten umzusetzen. Der Grund hierfür ist ein fehlendes Körpergefühl.

Prozessbezogen: Das Rückengerechte Heben und Tragen stellt für Frau W. eine komplexe Bewegungsaufgabe da, die aufgrund ihrer Intelligenzminderung nur schwer zu erfassen ist. Ein Hilfsmittel wie den Rollwagen zum hochkurbeln verwendet Frau W. nicht, da ihr das entsprechende logische-Analytische Verständnis zur Bedienung fehlt.

- <u>Stärken des Klienten in Bezug zu dem o.g. Betätigungsproblem</u>

Frau W. kann verbale Anleitungen verstehen und diese im Rahmen ihrer Möglichkeiten auch umzusetzen. Sie hat keine körperlichen Einschränkungen, die ihr das Heben und Tragen von mittelschweren Gegenständen beeinflusst.

- <u>Fördernde Umweltfaktoren im Bezug zum o.g. Betätigungsproblem</u>

Bei der Arbeit hat Frau W. genügend Möglichkeiten rückengerechtes Verhalten zu erlernen und zu trainieren. Außerdem besitzt die Werkstatt erforderliche Hilfsmittel zum Transportieren von Kartons, die Frau W. während des Prozesses einsetzten kann.

- <u>Hemmende Umweltfaktoren im Bezug zum o.g. Betätigungsproblem:</u>

Gerade das Heben und Tragen von mittelschweren Gegenständen wird meist von anderen Gruppenmitgliedern übernommen. Daher ist Frau W. nicht gezwungen sich dieser Herausforderung zu stellen und ihr rückengerechtes Verhalten zu trainieren.

- <u>Prognose in Bezug zum o.g. Betätigungsproblem</u>

Aufgrund ihrer Behinderung und der bestehenden Haltungsschäden in der Wirbelsäule ist nicht zu erwarten, dass Frau W. komplett ohne Einschränkungen ihren Arbeitsalltag bewerkstelligen kann. Insbesondere wegen ihrer Haltungsschäden darf Frau W.nur mittelschwere Gegenstände Rückengerecht heben und tragen, daher sind Arbeitsaufträge mit sehr schweren Gegenständen für Frau W.zu vermeiden. Da Frau W.eine hyperkyphose in der Brustwirbelsäule hat, ist es für Frau W.nicht möglich ihren Rücken beim Rückengerechten Heben komplett gerade zu halten.(SR).

Aufgrund der zahlreichen Hilfsmittel in der Werkstatt hat Frau W. die besten Möglichkeiten ein Rückengerechtes Verhalten zu erlernen und zu trainieren (PR).

- <u>Formulierung und Begründung des vorliegenden Behandlungsansatzes</u>

Für meine Therapie mit Frau W. wähle ich zum einen den kognitiv perzeptiven Bezugsrahmen da ich in meiner Therapie erreichen möchte, dass Frau W. ihr Wissen über ein Rückengerechtes Verhalten im Arbeitsprozess verbessert und dadurch ihr Handlungsspektrum erweitert. Vorrausetzung für meine Therapie ist aber auch, dass Frau W. sich auf das Rückentraining einlässt. Daher nehme ich auch Bezug auf das erste genannte Betätigungsproblem und möchte ihr Vermeidungsverhalten verändern. Dafür wähle ich zusätzlich den Verhaltensorientierten Bezugsrahmen.

5. Ergotherapeutische Zielsetzung (siehe Tabelle im Anhang)

6. Planung der Sichtstunde

6.1 Zielsetzungen für die Sichtstunde

Betätigungsziele (SMARTI)	Funktionsziele
1. Frau W. beugt mit Hilfestellung eines Hockers beim Training zum Rückengerechten heben beide Knie und geht somit etwas in die Hocke.	1. Volition: Verbesserung der Selbstwahrnehmung. Habituation: Verbesserung der Umstellungsfähigkeit. Performanzvermögen: Verbesserung der Muskelkraft, Verbesserung der Ausdauer, Verbesserung der Fähigkeit für seinen physischen Komfort zu sorgen.
2. Frau W. bewegt ihr Gesäß mit der Hilfestellung eines Hockers und der Sprossenwand beim Training zum Rückengerechten Heben etwas nach hinten.	2. Volition: Verbesserung der Selbstwahrnehmung und des Selbstvertrauens, Verbesserung der Motivation für Aufgaben die nicht im eigenen Interessenbereich liegen. Habituation: Verbesserung der Misserfolgstoleranz. Performanzvermögen: Verbesserung der Koordination von Willkürbewegungen, Verbesserung der Funktion Gegenstände zu heben und zu tragen. Prozessbezogen: Verbesserung der Konzentration, Verbesserung der Auffassung von Arbeitsanleitungen.
3. Frau W. hält beim Training zum Rückengerechten heben ihren Rücken mit Hilfestellung im Rahmen ihrer Möglichkeiten gerade.	3. Habituation: Verbesserung der Umstellungsfähigkeit. Performanzvermögen: Verbesserung der Geschicklichkeit, Verbesserung der Körperkraft, Verbesserung der Fähigkeit auf seinen physischen Komfort zu achten. Prozessbezogen: Verbesserung der Konzentration.
4. Frau W. stellt selbständig am Rollwagen die Bremsen fest und kurbelt den Rollwagen runter um eine Kiste darauf zu transportieren.	4. Prozessbezogen: Verbesserung des Handwerklich-technischen Verständnis, Verbesserung des logisch-Analytischen-Denkens.

6.2 Auswahl Aktivität / Betätigung und Art der ET-Intervention

Aufgrund Ihrer Haltungsschäden in der Wirbelsäule vermeidet Frau W. jegliche Art von körperlicher Arbeit. Für meine Therapie handelt es sich daher um eine Betätigungsbasierte Intervention, da Frau W. erlernen soll wie sie Gegenstände während der Arbeit rückengerecht hebt und trägt.

6.3 Zeitliche Planung / Inhaltliche Planung / Therapeutisches Verhalten / Begründung des Therapeutischen Verhaltens

Zeit	Inhalt	Therapeutisches Verhalten	Begründung des Therapeutischen Verhaltens
08.30	Begrüßung und Organisation der Arbeitsmaterialien.	- Ich nehme freundlich Kontakt zu Frau W. auf. - Ich erkläre ihr den Ablauf der Therapie und stelle meine Lehrerin vor. -Ich frage sie was wir benötigen	- Um Frau W. für die Therapie zu motivieren und eine angenehme Atmosphäre zu schaffen. - Um Transparenz zu schaffen und Struktur zu bieten und ihre Selbständigkeit zu fördern.
08.35- 08.40	Erläuterung zur Wirbelsäule und dessen Funktion.	Anhand von selbstgestalteten Plakaten und Modellen verdeutliche ich die Wirbelsäule und warum es wichtig ist, sich Rückengerecht zu verhalten.	Durch die Plakate möchte ich erreichen, dass Frau W. wichtige Aspekte des Rückengerechten Verhalten versteht und somit besser nachvollziehen kann.
08.40- 08.45	Training zum Rückengerechten Heben.	- Ich biete Frau W. zum Erlernen des Rückengerechten Hebens Hilfsmittel (z.B. zwei Hocker) und nutze die Sprossen Wand, damit sie sich daran fest halten kann. - Ich mache ihr die Bewegung des Rückengerechten Hebens selbst vor.	- Ich setze in der Therapie mit Frau W. bewusst Hilfsmittel ein, da ich beobachtet habe, dass Frau W. große Schwierigkeiten damit hat die Bewegung des Rückengerechten Hebens selbständig nach zu empfinden und korrekt auszuführen. - Ich mache die Bewegung vor, damit Frau W. die Bewegung besser nach empfinden kann.
08.45- 08.55	Training zum Rückengerechten heben mit zwei Rollwagen der Werkstatt.	- Ich bitte Frau W. die Bremsen des Rollwagens zunächst fest zu stellen um ihn dann auf die richtige Höhe der zu transportierenden Kiste zu stellen. - Beim Heben der Kiste auf den Rollwagen halte ich mich zunächst zurück. - Ich warte darauf, ob sie mich um Hilfe beim Heben fragt. - Ich verdeutliche ihr, wenn nötig, das Rückengerechte heben	- Frau W. soll jeden Schritt der Hilfsmittel Nutzung selbst durchführen um den Umgang mit diesem Hilfsmittel zu erlernen. - Ich möchte damit überprüfen ob Frau W. das Rückengerechte Heben schon verinnerlicht hat oder in ihr altes Muster des Hebens zurück fällt. Außerdem möchte ich ihr damit verdeutlichen, dass sie in der Gruppe auch um Hilfe bitten kann um eine Kiste Rückengerecht zu heben. - Um sie Weiterhin beim Erlernen der Technik zu unterstützen.
08.55- 09.00	Kurze Reflexion der Therapieeinheit und gemeinsames Aufräumen.	- Ich hebe positive Aspekte der Therapieeinheit hervor. - Ich Frage wie es Frau W. selbst gefallen hat. - Ich bitte sie mir beim Aufräumen zu helfen. - Ich gebe ihr eine kurze Vorausschau für die weiteren Therapien.	- Um sie weiterhin für die Therapie zu motivieren und ihr Selbstvertrauen zu stärken. - Ich möchte erfahren wie sich Frau W. während der Therapie gefühlt hat, um in Zukunft noch besser auf sie eingehen zu können und die Therapie an sie an zu passen. - Um ihre Selbständigkeit zu fördern. - Um Transparenz schaffen und zu motivieren.

6.4 Sozialform / Methode / Medium

Für die Therapie mit Frau W. wähle ich die Einzeltherapie, da ich somit ganz individuell auf ihr Betätigungsproblem eingehen und eine angemessene Therapie gestalten kann. Die Therapie basiert auf der kompetenzbasierten Methode. Ziel nach mehreren Therapieeinheiten ist, dass Frau W. die Technik des Rückengerechten Hebens erlernt. Als Hilfsmittel verwende ich einen Rollwagen zum Tragen, der auch in der Gruppe verwendet wird um möglichst realistische Bedingungen zu schaffen. Als weiteres Medium verwende ich Plakate und Modelle um die Funktion der Wirbelsäule zu verdeutlichen.

6.5 Material / Werkzeug / Hilfsmittel

Für die Sichtstunde benötige ich die selbstgestaltete Plakate, zwei Hocker, die Sprossenwand, zwei Rollwagen und zwei Kisten aus der Gruppe drei.

6.6 Arbeitsplatzgestaltung

Die Therapieeinheit mit Frau W. wird in der kleinen Turnhalle der Werkstatt stattfinden Ich halte diesen Raum für einen geeigneten Ort um mit Frau W. die Therapie durchzuführen. Bevor die Therapie beginnt werde ich darauf achten, dass gute Luftverhältnisse in der Turnhalle herrschen. Wenn nötig werde ich vor der Therapie lüften. Außerdem werde ich vor Beginn der Therapie darauf achten, dass gute Lichtverhältnisse vorherrschen. Auch Stolpergefahren wie herumliegende Gegenstände werde ich wegräumen um Frau W. nicht zu gefährden. Während der gesamten Therapie werde ich darauf achten, dass Frau W. genügend Platz hat sich zu bewegen um die Technik des Rückengerechten Hebens zu erlernen. Meine Lehrerin und meinen Anleiter werde ich bitten sich mit etwas Abstand an die Seite des Raumes zu setzten, damit sie alles gut beobachten können, aber Frau W. auch nicht zu sehr irritieren. Während der Sichtstunde wird sich zusätzlich ein Physiotherapeut mit in der Halle befinden und der jeden Montag dort Krankengymnastik mit den Beschäftigten durchführt. (siehe Skizze im Anhang).

7. Vorschläge für weiteres ergotherapeutisches Vorgehen

Mit Frau W. sollte meines Erachtens weiterhin daran gearbeitet werden das sie sich bei der Arbeit in der Werkstatt Rückengerecht verhält und mittelschwere Kartons Rückengerecht Anhebt und Trägt. Des Weiteren würde ich gemeinsam mit Frau W. daran arbeiten wie sie beispielsweise ihren Arbeitsstuhl ergonomisch Einstellen kann, um ihren Rücken bei der Arbeit zu entlasten und Rückenschmerzen vorzubeugen. Ich habe bisher mit Frau W. in dem Rahmen einer Einzeltherapie gearbeitet um zunächst einmal ganz individuell auf ihre Bedürfnisse einzugehen und ihr die Technik des Rückengerechten Hebens näher zu bringen. Ein weiterer Punkt in der Einzeltherapie wäre für mich, Frau W. aufzuzeigen was mittelschwere lasten überhaupt sind und wie viel diese wiegen dürfen, damit sie sie tragen darf. Dies würde ich mit einer Wage und unterschiedlich schweren Kartons von leicht bis schwer verdeutlichen. Eine weitere Herausforderung besteht aber darin, dass Frau W. das Rückengerechte Heben auch im Arbeitsprozess selbst anwenden. Daher werde ich meiner nachfolgenden Ergotherapie Praktikantin meine Erfahrungen aus der Therapie mit Frau W. näher bringen und sie bitten im Rahmen ihrer Möglichkeiten die Therapie weiter fortzusetzen. Da mir auch die Verbesserung des Vermeidungsverhaltens in der Therapie mit Frau W. wichtig ist, würde ich eine Beratung der Eltern als wichtiger Bestandteil der Therapie sehen. Denn nur wenn Frau W. auch von zuhause aus unterstützt wird ihr Vermeidungsverhalten abzulegen, wird sie ihr Selbstvertrauen steigern können und lernen neue Arbeitsaufgaben zu leisten die nicht in ihrem eigenen Interessenbereich liegen. Eine weitere Möglichkeit wäre gemeinsam mit Frau W. einen Wochenplan zu erstellen, in dem wir für Frau W. beliebte aber auch unbeliebte Arbeitsaufgaben festlegen. Ich möchte ihr damit Struktur bieten und klare Regeln um sie auch an für sie unbeliebte Aufgaben ran zu führen.

Anhang I (Tabelle: Ergotherapeutische Zielsetzung)

Richt-Rehaziel Betätigungsziel	Grobziele Betätigungsziele	Feinziele Betätigungsziele
Laut Akte: Frau W. verhält sich im Arbeitsprozess selbständig Rückengerecht und beachtet alle wichtigen Aspekte.	Nach vier Therapieeinheiten Hebt Frau W. innerhalb von 3 Minuten einen 5kg schweren Kasten selbständig und Rückengerecht.	Nach einer Therapieeinheit beugt Frau W. selbständig die Knie um einen 5kg schweren Kasten an zu heben
		Nach zwei Therapieeinheiten schiebt Frau W. selbständig beim Heben ihr Gesäß nach hinten um einen 5kg schweren Kasten zu heben..
		Nach einer Therapieeinheit hält Frau W. ihren Rücken beim Heben eines 5kg schweren Kastens selbständig gerade.
	Nach drei Therapieeinheiten stellt Frau W. selbständig innerhalb von 5 Minuten ihren Arbeitsstuhl optimal auf ihre Körpergröße ein.	Nach zwei Therapieeinheiten stellt Frau W. die Höhe ihres Stuhls so ein, dass ihre Knie einen 90 Winkel bilden.
		Nach einer Therapieeinheit stellt Frau W. selbständig die Armlehnen so ein, dass sie im Sitzen ihre Ellenbogen darauf ablegen kann und gut am Tisch arbeiten kann.
		Nach einer Therapieeinheit stellt Frau W. selbständig die Rückenlehne ihres Stuhls so ein, dass ihre Lendenlordose optimal unterstützt ist.
	Nach drei Therapieeinheiten benutzt Frau W. selbständig innerhalb von 5 Minuten den Rollwagen als Hilfsmittel zum Tragen und stellt diesen korrekt ein.	Nach einer Therapieeinheit kurbelt Frau W. den Rollwagen selbständig nach unten um um eine Kiste drauf zu schieben.
		Nach einer Therapieeinheit bewegt sich Frau W. selbständig und ausreichend in die Hocke um einen mittelschweren Kasten auf den Rollwagen zu schieben und den Rücken dabei gerade zu halten.
		Nach einer Therapieeinheit kurbelt Frau W. selbständig den Rollwagen mit der Kiste wieder auf Tisch höhe hoch um dann die Kiste mit einem geraden Rücken auf den Tisch zu stellen.

Betätigungsziele werden nach SMART! formuliert. Zeitangaben in Jahre/Monate/Wochen/Tage oder Therapieeinheiten (TE)

Anhang II (Skizze Arbeitsplatz)

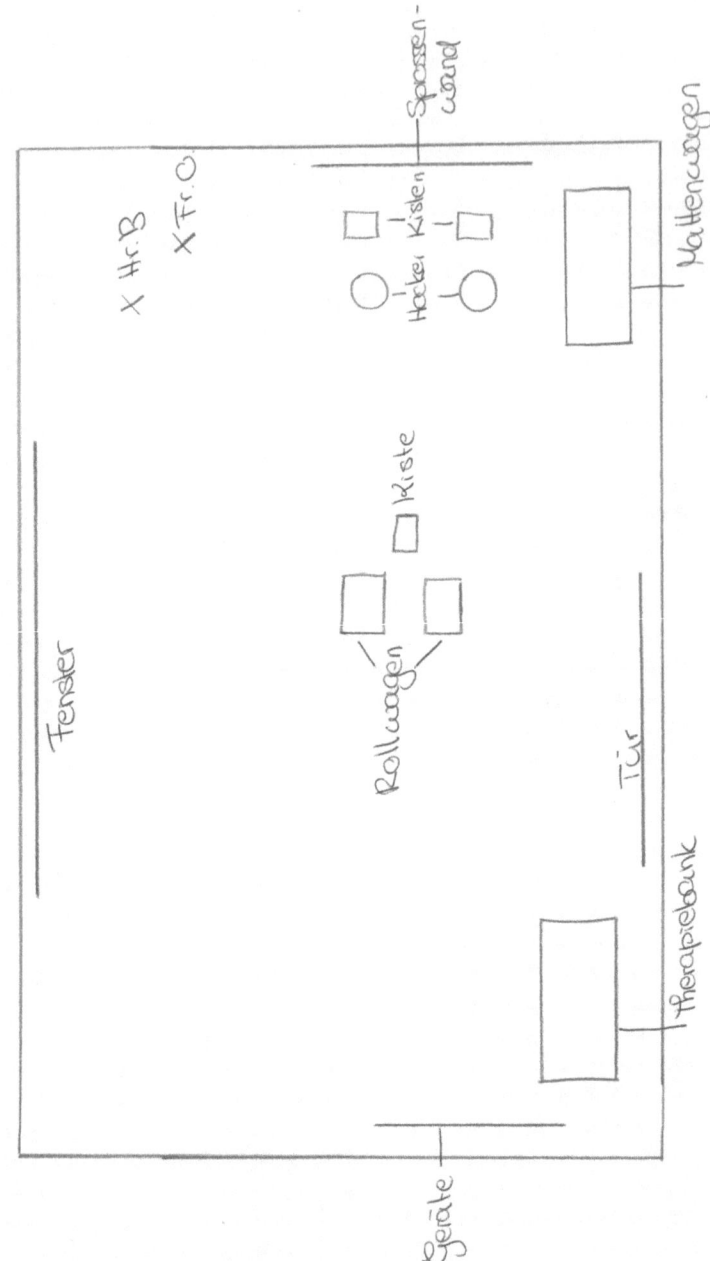

Anhang III (Literaturverzeichnis)

Aguilar, Andreas; Wegner, Uwe:
Sportverletzungen: Symptome, Ursachen, Therapie. 2. Aufl., Hannover 2002, Schlütersche
Verlagsgesellschaft mbH & Co. KG.

BVMW Bundesverband mittelständische Wirtschaft (Internet):
http://www.bvmw.de/landesverband-baden-wuerttemberg/geschaeftsstellen/ludwigsb
urg/kalenderevent/termin/event/20151020/tx_cal_phpicalendar/bvmw-connect-der-
netzwerkabend-im-bvmw-in-neuem-look-and-feel-lb-3.html?L=0.
Zugegriffen Februar 2016.

Ellegast, Rolf; Hartmann, Bernd; Spallek, Michael:
Arbeitsbezogene Muskel-Skelett-Erkrankungen - Ursachen, Prävention, Ergonomie, Rehabi-
litation. 1. Aufl., Landsberg am Lech 2013, Ecomed-Storck Verlags GmbH.

Hartmann, Friedrich, Krämer, Günter; Lackner, Christine; Tomaschoff, Jan:
Epilepsie von A-Z: Medizinische Fachwörter verstehen. 4. Aufl., Stuttgart 2005, MVS Medi-
zinverlage.

Huber, Gerd:
Psychiatrie - Lehrbuch für Studium und Weiterbildung. 7. Aufl., Stuttgart 2005, Schattauer
Verlag GmbH.

Schnura, Tanja; Schnura, Thomas:
Psychologische Beratung für Heilpraktiker. 1. Aufl., Stuttgart 2007, Georg Thieme Verlag KG.

Techniker Krankenkasse (Internet):
https://www.tk.de/tk/krankheiten-a-z/krankheiten-h/haltungsschaeden/28424.
Zugegriffen Februar 2016.

Universitätsklinikum Hamburg-Eppendorf (Internet):
http://www.psychose.de/wissen-ueber-psychosen-00.html.
Zugegriffen Februar 2016.

Unterrichtsmaterialen PSB Unterricht Döpfer Schulen:
Diverse Unterlagen 1.- 3 Ausbildungsjahr.

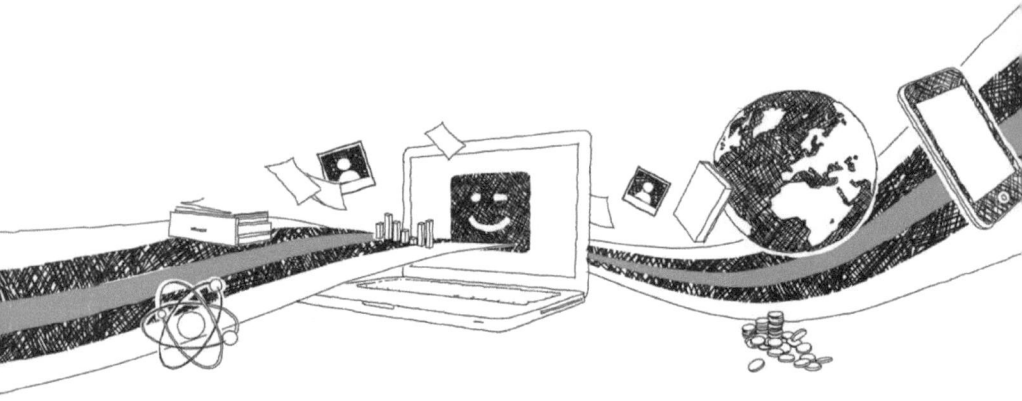
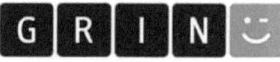